肥満予防に帯結び

手塚容子 著

善本社

はじめに

日本人は男性も女性も着物がとてもよく似合います。

私は、着物愛好家の一人ですが、着物が健康に大変良いことに気がつきました。

こんにちち、日本は大変な長寿国になりました。平均寿命は長く、九十歳はおろか百歳をこえる方が、年々増えています。

ここまで長寿国になった理由は、日本の経済が高度に発展し人々の生活が豊かになったからです。とりわけ栄養状態、医療関係、生活環境がよいことです。

長寿でかつ健康な一生を送れることが、人間として一番幸せです。

運動や食事面からの健康づくりの本は数多くあります。しかし衣服の面から健康を考えた本は、あまり見当たりません。そこで私は、この衣服、特に着物の帯と健康について掘り下げた本を書きたいと思いました。

着物と帯が健康に良いこと、帯が肥満予防になることは石原結實先生も本文に書いてくださいました。

日本の伝統文化の一つでありますす着物と帯が、健康にも優れた衣服であることに、多くの方々が気付いてくださればとても嬉しく思います。

平成二十四年二月

著者

「肥満予防に帯結び」

目次

イラスト　髙田　敦

第一章　帯が肥満予防に良い理由

石原結實（医学博士）

二〇〇八年四月よりスタートした「メタボ検診」は①高血圧（一三〇／八五以上）②高中性脂肪血症（一一〇㎎／dℓ以上）なども診断基準になりますが、イの一番に測定されるのは、③「おへその高さの腹囲」（男性は八五㎝以上、女性は九〇㎝以上）で、かつ①②③のなかで、異常が二つ以上あれば「メタボ」と確診されます。

「メタボ＝メタボリック症候群」は「内臓脂肪症候群」と訳されており、「CTで腹部を輪切りにした画像で、内臓脂肪の面積が一〇〇㎠を超えているかどうか」が、この腹囲の基準になったとされています。

つまり、「内臓脂肪」の量が「腹囲」によって推測できるということですが、この「内臓脂肪」からは、高血圧や、糖尿病、動脈硬化のリスクを高めるいくつかの悪玉物質が分泌されていることが分かっています。よって、「メタボ」は、「高血圧、脳梗塞、心筋梗塞などの病気を引き起こし、医療費高騰の一大要因になる」ということで、国を挙げてその対策に乗り出した、というのが実情です。四十―七十四歳の男性の二人に一人が、女性では五人に一人が「メタボ」か、その予備軍であることが分かっています。

こうした「メタボ」の増加の要因として、戦後、特に一九六〇年（昭和三十五年）以降、肉、卵、牛乳、バター、マヨネーズに代表される欧米型の高脂肪・高カロリーの食事の摂取が増加したにもかかわらず、交通機関の発達、マイカーや、電気洗濯機、電気掃除機など家電製品の普及によって、ウオーキングや肉体労働の不足からくる消費カロリーが減少したことがあげられます。

もう一つ見逃してならないことは、「和服を着る人が少なくなり、あまり帯を締めなくなった」点です。

お腹の中には、胃、十二指腸、小腸、大腸、肝臓、胆のう、すい臓、脾臓、腎臓、膀胱、子宮、卵巣…などの重要臓器が、ひしめき合っているのに、お腹の前面には骨がありません。よって、腹には縦に走る「腹直筋」、横に走る「腹横筋」、斜めに走る「腹斜筋」の三層の筋肉が存在して、内臓を保護し、また温めて、冷えから守っているわけです。

年齢とともに、この腹筋の筋量が減少して、「腹を守る力」が落ちてくると、それを代償するために、腹囲及び内臓脂肪が増加してくる、という一面があります。

「腹巻き」をして走ると、しない時より速く走れるという研究結果もあります。

「腹巻き」を一日中、一年中常時着用するようになっただけで、「尿の出がよくなった」「体温が上がった」「体重がどんどん減少していった」「生理不順や生理痛が改善された」「血圧が下がった」「偏頭痛がよくなった」「糖尿病が改善された」…等々という嬉しい報告を寄せてくださった患者さんも、たくさんいらっしゃいます。

「腹巻き」により、腹の中の胃腸、肝臓、腎臓、子宮、卵巣…などの内臓が温まると、そうした臓器の活性が高まって、産熱量が多くなり、体全体が温まるからでしょう。「体が温まる」つまり体温が上がると、代謝がよくなり、高血糖（糖尿病）や高脂血症、肥満の改善につながっていくわけです。

また腸の中には、免疫細胞である体内の全リンパ球（白血球の一種で、白血球の約四〇％を占める）の約七〇％が存在している、とされています。腸の中のパイエル板や腸にくっついて存在しているリンパ球は、腸内のビフィズス菌や乳酸菌の刺激を受け、やがて血液内に入っていき、免疫細胞として活躍します。

腹筋を鍛えたり、「腹巻き」をしたりすることで、お腹の中が温まると、リンパ球の活性が増し、免疫力が上がり、病気になりにくい体になるわけです。

「帯」でお腹を締めると、腹筋は緊張して、自ずと腹筋運動をしている状態になり、腹筋が発達します。また同時に「腹巻き」と同様な効果ももたらします。

よって、「帯」を締めることを習慣づけると、内臓の活性化、体温の上昇による代謝の促進、その結果、肥満の予防や改善につながっていきます。また、腸内の免疫細胞が活性化し、種々の病気の予防や、治す効果も期待されます。

「昔の日本男子は、袴と帯で下腹を締めていたので、肥満は存在しなかった」と言う人もいらっしゃるくらいです。

昔から「臍下丹田《せいかたんでん》に力を入れると」元気や勇気が出る、と言われています。「丹田」とは「臍《へそ》の下の辺り」のことを言い、この部分こそ、袴や帯で締めつけるところです。つまり、帯をつけると、元気や勇気が湧いてくる、といっても過言ではないでしょう。

蛇足ですが、「お腹」の話をもう一つ。

日本語には「腹が立つ」「腹黒い」「腹の探りあい」「腹を固める」「腹がすわっている」「太っ腹「腹に一物」…など、「腹」のつく言葉がとても多く、日本語の「腹」＝「心」であることが分かります。

最近、このことが医学的にも証明されつつあります。

脳の視床下部に存在する「ソマトスタチン」（ホルモン）が、消化管上皮やすい臓の「D細胞」でも発見されたことが端緒となり、消化管ホルモンであるコレシストキニン、ガストリン、インスリン、グルカゴンが、脳のニューロンに存在することが分かり、これらは総称して「腸脳ペプチド」と呼ばれるようになっています。

こう見てくると、ストレスで胃腸が途端に不調になったり、逆に飲食過多で胃腸を壊すと気分が優れないのも、理解できます。よって、帯をすることで、精神的な健康の向上も期待できるわけです。

本著をお読みくださっている皆様方も、こうした多岐にわたる「帯」の健康効果を頭の片隅に置かれて、帯を締められると、心身ともにさらに快調になられると思います。

第二章　健康を保つために

私たちの体は、自律神経の交感神経（昼の神経とも言う）と副交感神経（夜の神経とも言う）がバランスよく保たれて初めて心地よいリズムの安定した生活を保てます。

昼は、働いているので、交感神経が緊張しています。夜は副交感神経が緊張しているので、ゆったりと気持ちよく眠ることができます。

睡眠中に副交感神経が胃腸、肝臓、腎臓、すい臓などの内臓器官に働きかけます。医師によると、不眠症を訴えてくる患者さんはそれができないので、さまざまな苦痛を訴えるそうです。

生活のオンとオフをきちっとすることが大切なのです。

着物は、外出した後、家で帯を解く時、心地よい解放感が得られます。心地よい疲れが得られるので夜もよく眠れるのです。

第三章　健康と背骨の関係

背骨の歪みから、体調を崩す患者さんが多いそうです。人は真っ直ぐ立っている時でも、少し傾いているのです。

背骨は重い頭を支え、上半身を支えています。仕事からくる変形姿勢によって歪みを生じています。この状態をほうっておくと、固まってしまい猫背（ねこぜ）や側彎症（そくわんしょう）になります。

ひとたび背が曲がり、固まってしまうと、矯正は難しいので、時々鏡を見て背骨が曲がっていないかどうか確かめるとよいでしょう。

帯を結ぶときは、鏡の前に立ち、形よく仕上がったかどうか締め具合をよく確認しましょう。

ふだん、人は楽な姿勢を取りたがります。楽な姿勢のままでいると、いつの間にか骨まで変形して、体の歪みが生じてきます。

私たちはだれでも健康で快適な一生を願っています。

それでは、健康な骨を知っていただくために次の図を見てください。

姿勢の図

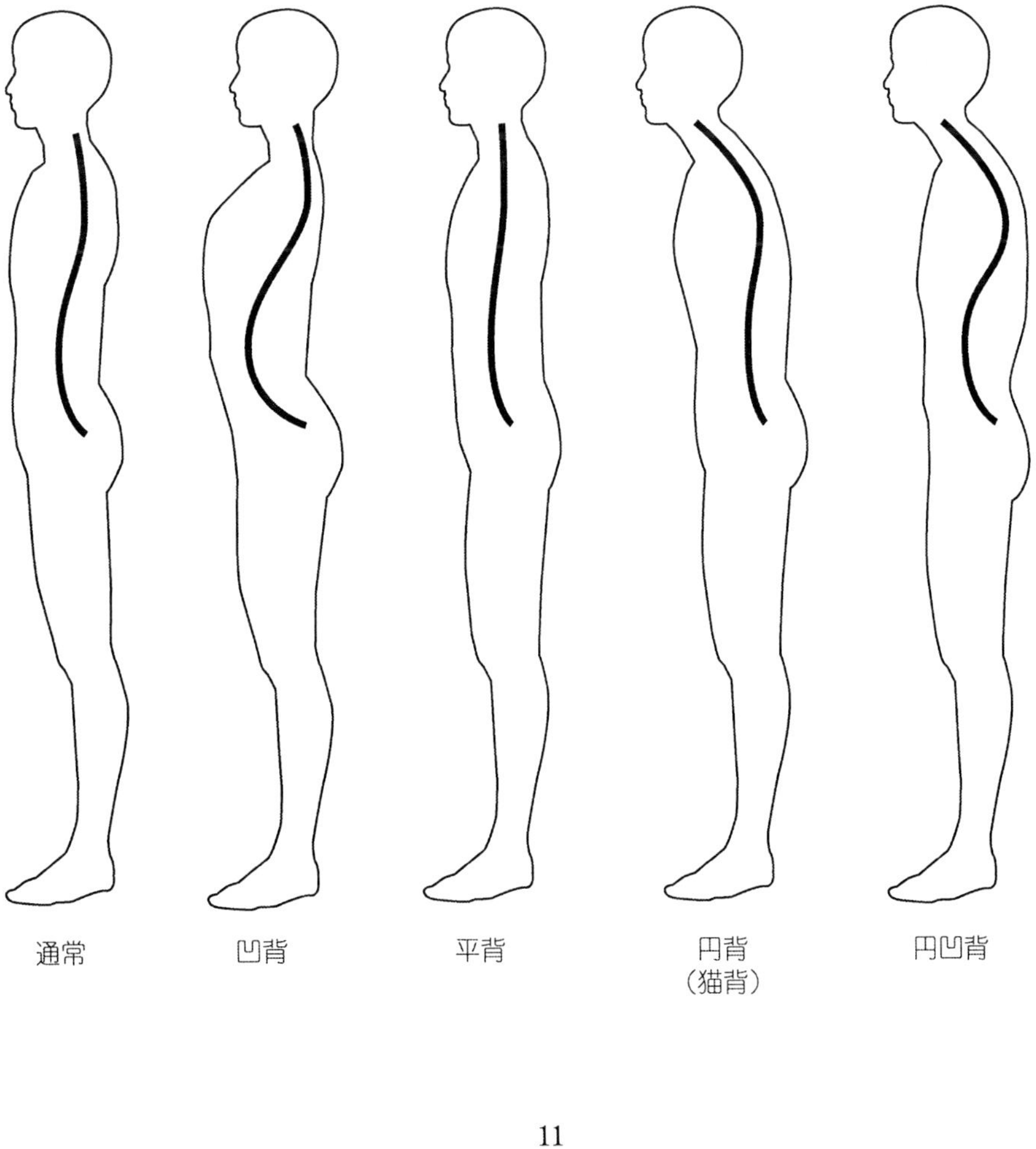

人間の骨は左右対称にできています。鼻、のど、背骨、骨盤を中心に右、左に腕や足の骨があり、その周りを筋肉や脂肪でおおわれています。しっかりとした骨が体を支えています。

骨の図

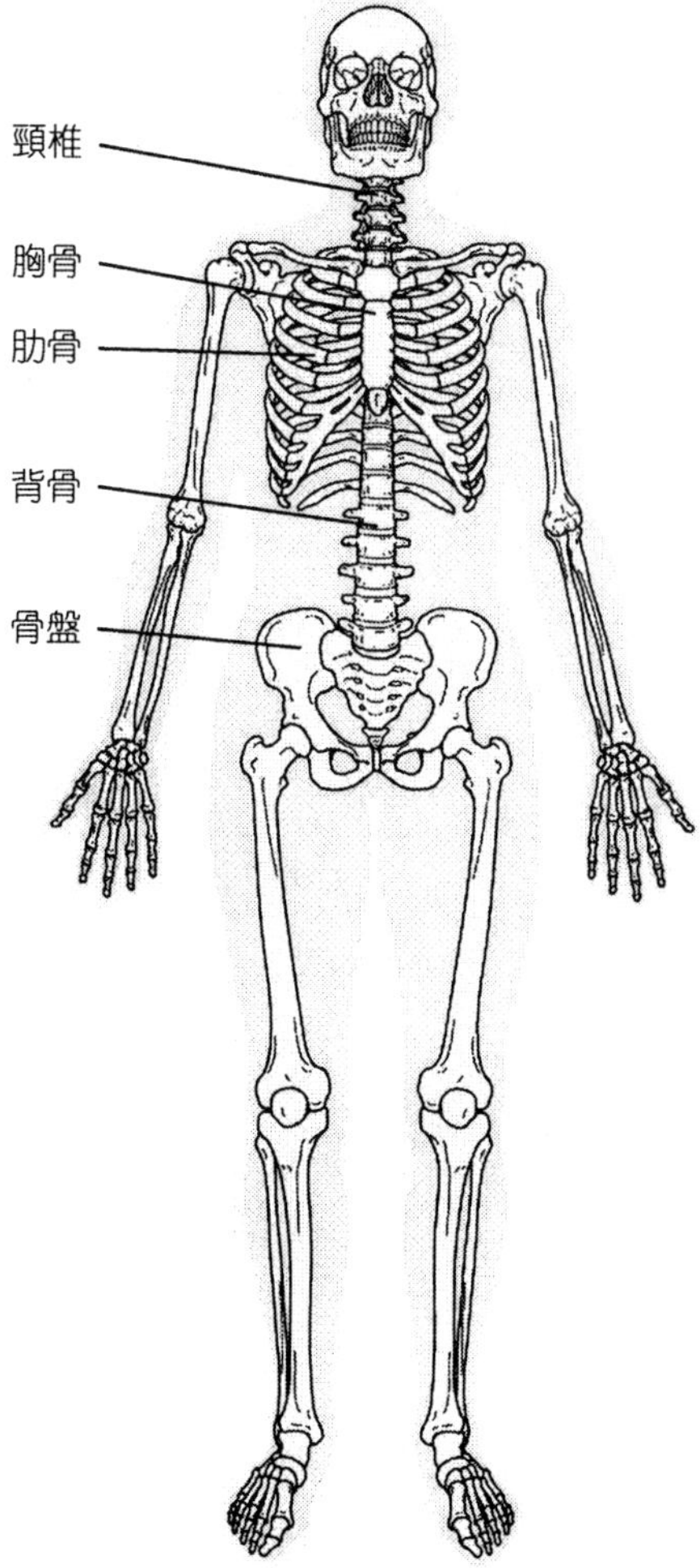

第四章　帯結びと健康

生活習慣病で、問題になっている病気に肥満があります。肥満は、食物の摂取と消化エネルギーのバランスが崩れた状態が長く続き、体内に脂肪が蓄積する現象をいいます。皮膚はどんどん伸び広がり脂肪が体に付いてしまいます。太ってしまうと男の方ですと、ズボンがはけなくなり背広も着られなくなります。女性は、スカートやスマートな時にはけたパンツも着ることを諦めなくてはなりません。

肥満は、動脈硬化を起こしやすく、糖尿病など、病気予備軍を抱えることになります。

日本の男性は、かつて着物を着て、袴（はかま）をはいていました。私は美術館に展示してある写真でしか見たことがありませんが、いつも着物を着ていた頃の男性に肥満の人を見たことがありません。袴の紐を締めるとき下腹をほどよく締めますので、みなスタイルがよいのです。脳梗塞のリハビリにもよいといわれています。

一方女性の方も、着物を着用する時は、当然帯を締めます。帯をしっかり締めることによって骨を左右正常に矯正することになります。ですからおしゃれをしながら、肥満を防げるのです。

著者は着物を着て、時々外出しますが、「美しい。本当にきれいです」「着物はいいですね」とよく言われます。食事の時は係りの人が、良い席に案内してくれたり、エスカレーターなどで若い人に「お先にどうぞ」などと言われたりすることが度々あります。

これも着物の魅力が、そうさせるのでしょう。健康体になり、その上、褒められて、とてもよい気持ちで家に帰って帯をほどきます。

私は善本社が主催している「読書尚友音読会」に、いつも着物で出席しています。会が華やぎとても好評です。

日本人は、やはり着物がよく似合いますから、あまりお召しでない方もぜひ着物に挑戦してみてください。

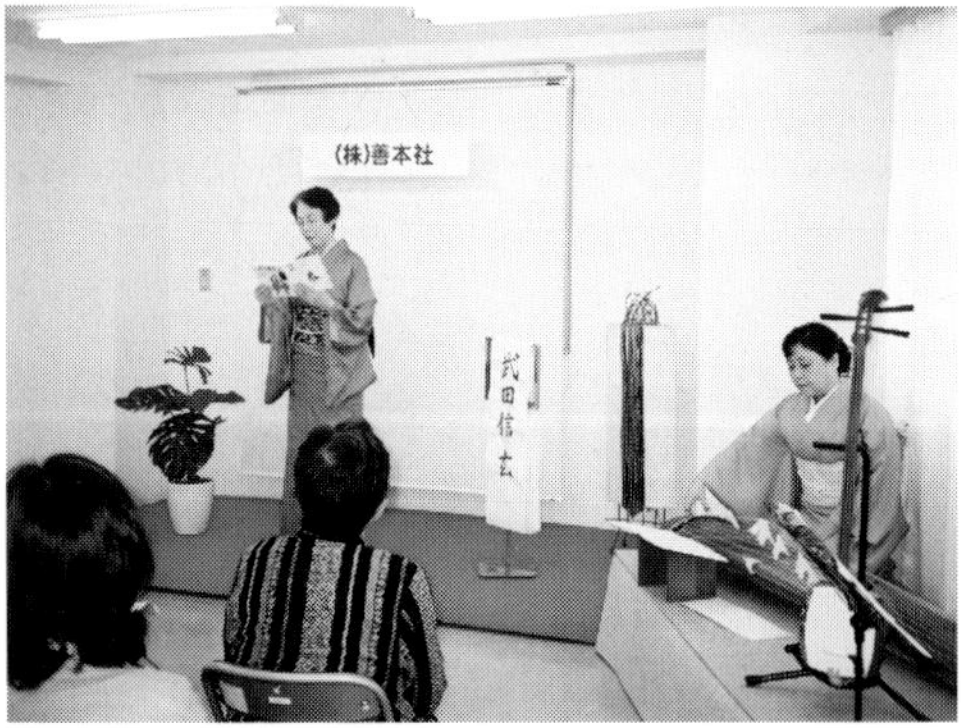

読書尚友音読会に着物で参加する筆者

洋服の場合、仕立ては面倒ですが、着るときは体に合うよう完成されているので、ボタン、スナップ、ファスナー、ベルトなどでとめるだけで済みます。着物の場合はいわば未完成な衣服を体にフィットさせて、重ねる、たたむ、あわせるなどして、紐で結ぶので時間がかかり手間もかかります。うまく着付けしないと着崩れます。着方によって上品にも下品にも、粋にも野暮にもなります。そのため、結ぶという動作、紐の締め方が大事なのです。

第五章　楽しい帯結び

帯結びは、実際に結ぶことのできる人と一緒に何度も練習することをお勧めします。

着物は紐で締めるまでは、途中で手を離すと体から外れてまたやり直しになります。そのため、着付けに必要な紐や、帯、足袋などの小物類はあらかじめ身の回りに出しておきましょう。特に足袋は着終わった後で履こうとするとせっかく苦労して美しく着た着物が着崩れして、台無しになってしまいます。下着を着たら先に足袋を履いておきます。これはぜもしっかりとめておきましょう。

それでは、着物、紐、帯、足袋、草履、バッグ（男性も小物を入れる袋）などをご準備ください。着物は女性と男性とでは違います。男性は、着丈で足のくるぶしまでくる対丈（ついたけ）の着物を用意します。女性はお端折（はしょり）のある着物を着ます。

まず、男性の着付けについて説明しましょう。

全身の見える鏡の前に立って始めますが、最初に足袋を履きます。肌着を着て次に、長襦袢（ながじゅばん）を背中心が真っ直ぐにくるように着ます。紐で腰骨の少し上をしっかり締めます。

着物は左を前に合わせます。和の文化では、右大臣より左大臣の方が、位が高いことはご承知と思います。辞典などによりますと。「左大臣は太政官（だじょうかん）の長官で、太政大臣の次に位し、右大臣より上位」と記されています。これを覚えておけば、左前で着ることを忘れないと思います。

長襦袢の右を押さえ、左右対称に左前を整えます。

長襦袢の上に着物を羽織ります。長襦袢と着物の襟を重ねるように合わせます。着物の右襟を合わせ、次に左前に着物を合わせていきます。自分の背中心を揃えてから紐でとめ、帯を締めます（男性帯結びの図参照）。

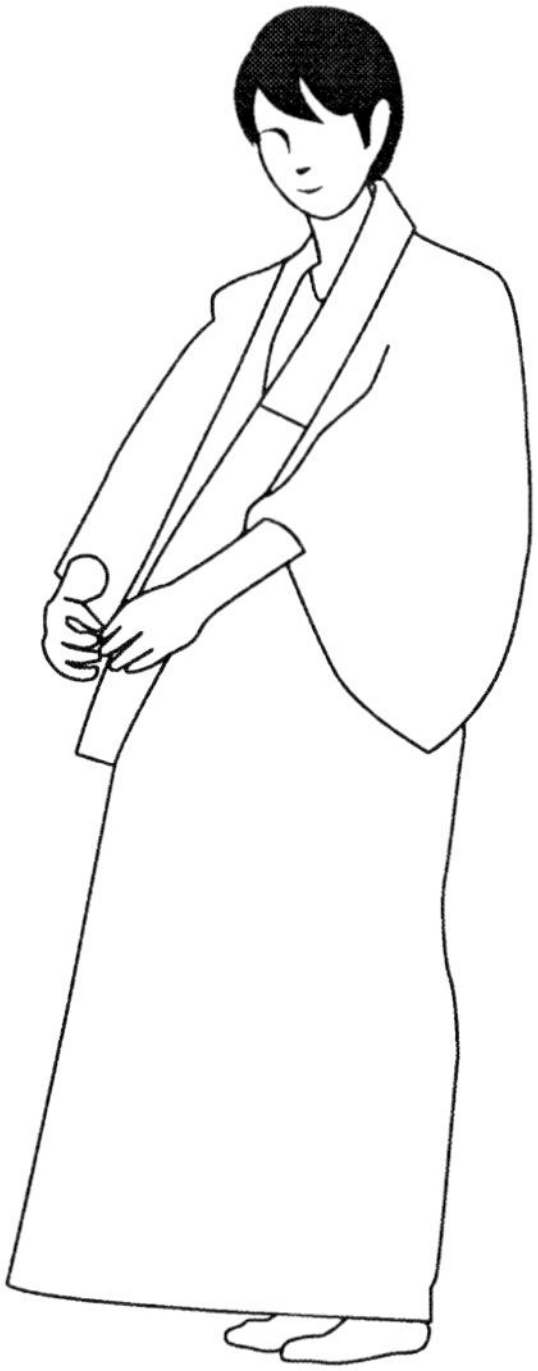

①着物の背中心を決めるために左右両方の、掛襟を持ち揃えます。

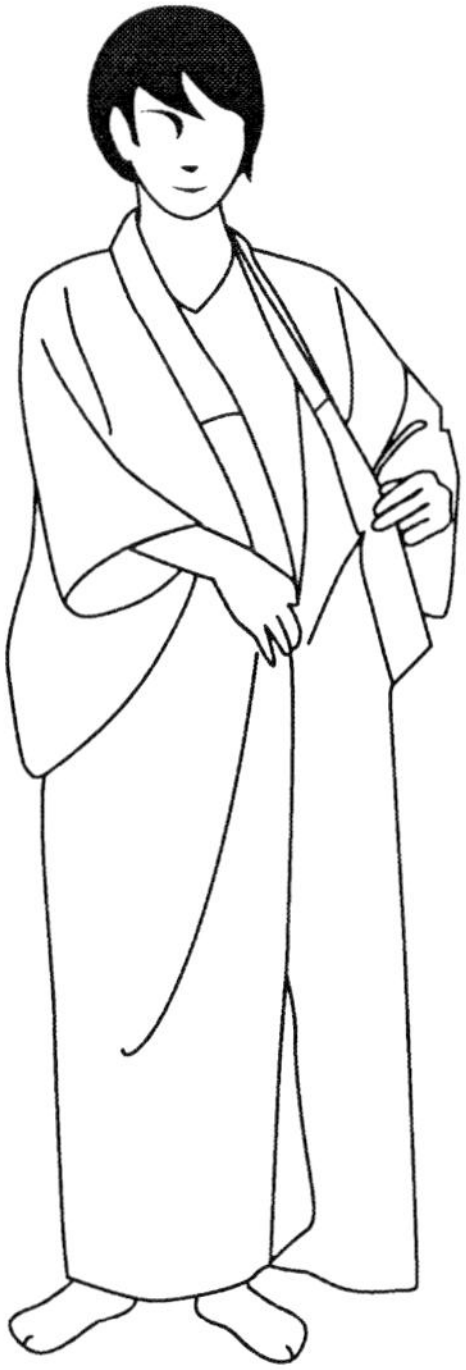

②上前の幅を決め、着ている人の右側から体に沿うように、左腰骨の上に、下前の襟をしっかり入れます。

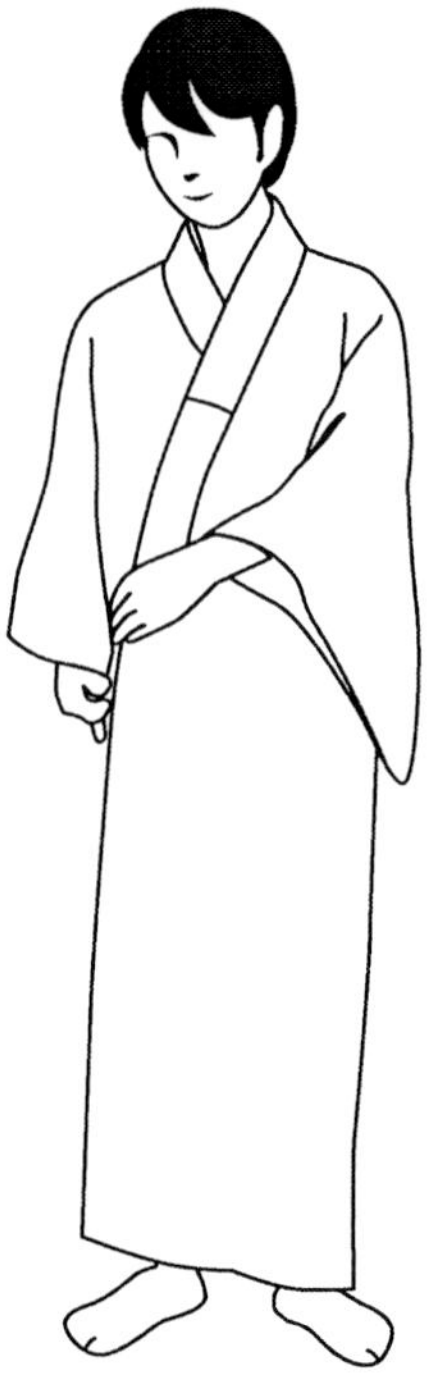

③左手で上前の襟を腰骨の上に置き重ね合わせます。襟元がたるまないよう気をつけましょう。

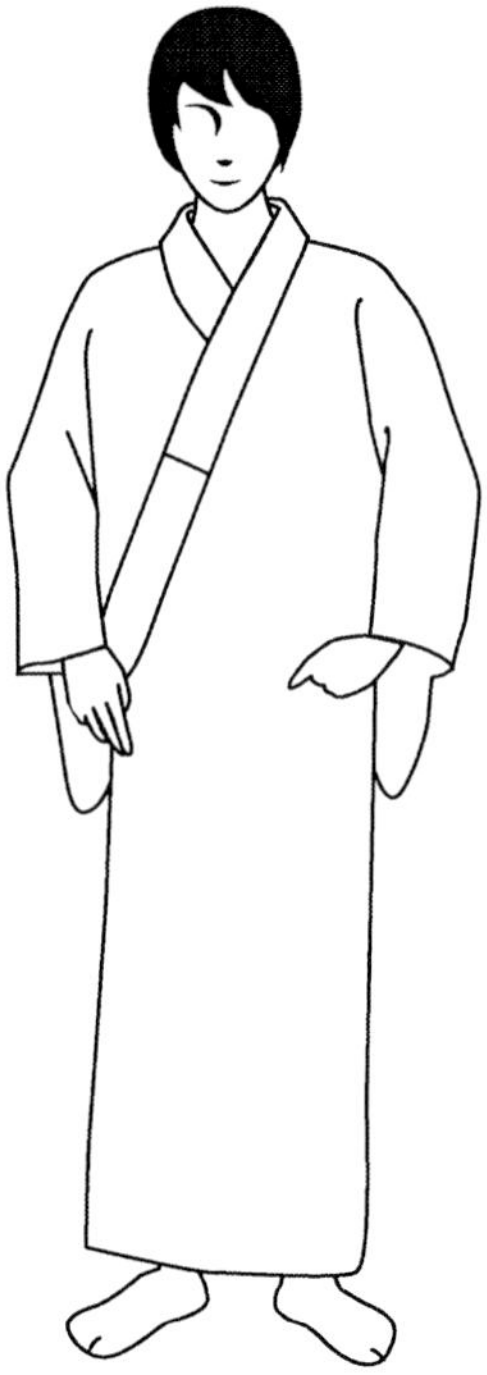

④腰骨の位置を右手で押さえ、ずれないようにします。

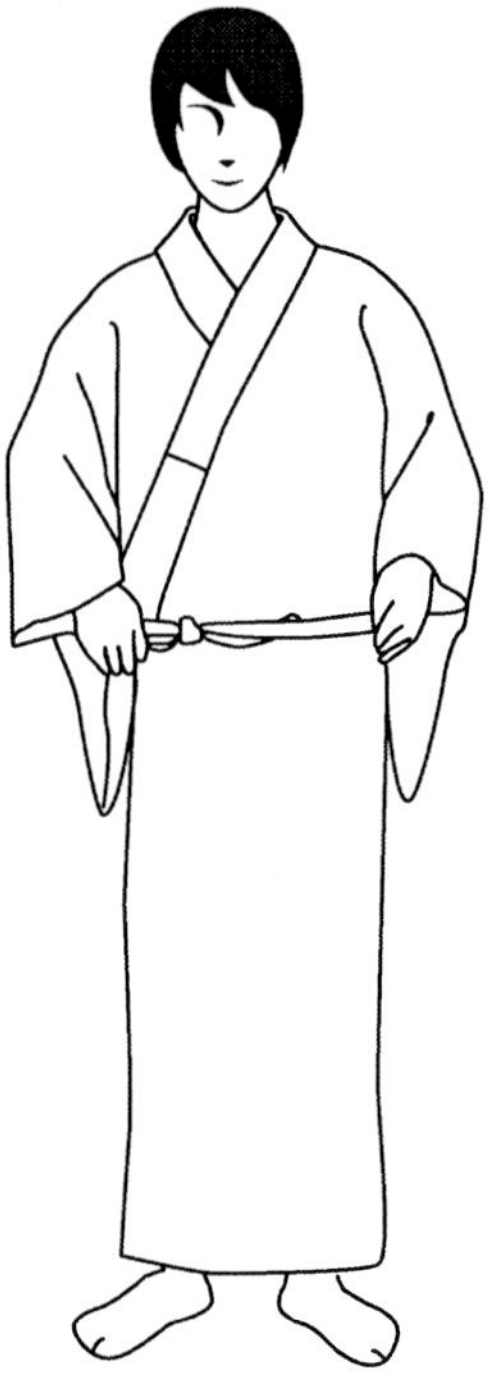

⑤腰骨の上で紐を結びます。結び目は中心よりやや右にします。

男性帯結び（男結び＝貝の口）

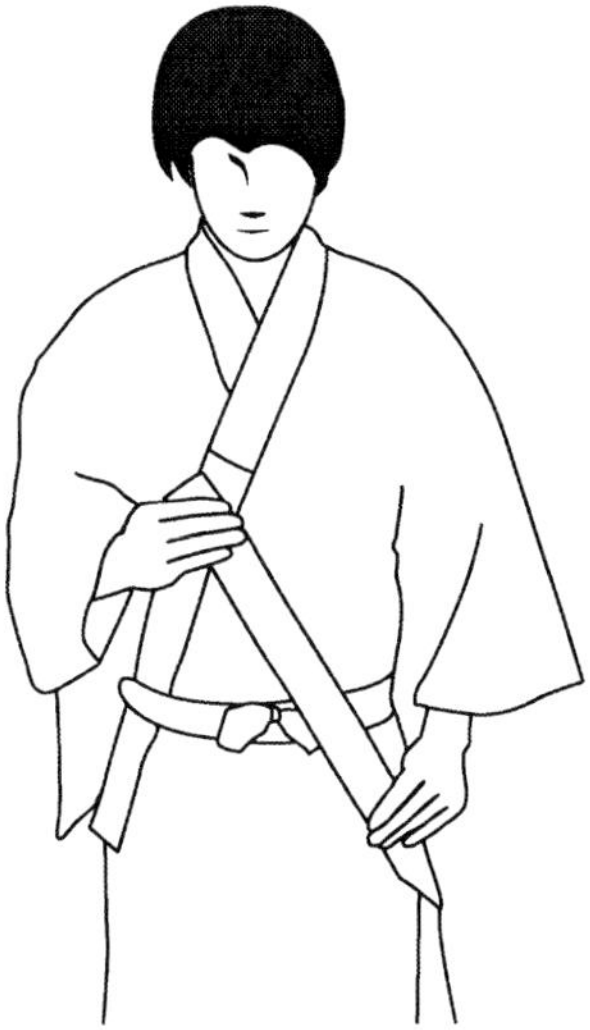

①手を約二十五センチとり帯幅をたて半分に二つ折りにし前中心に当てます。

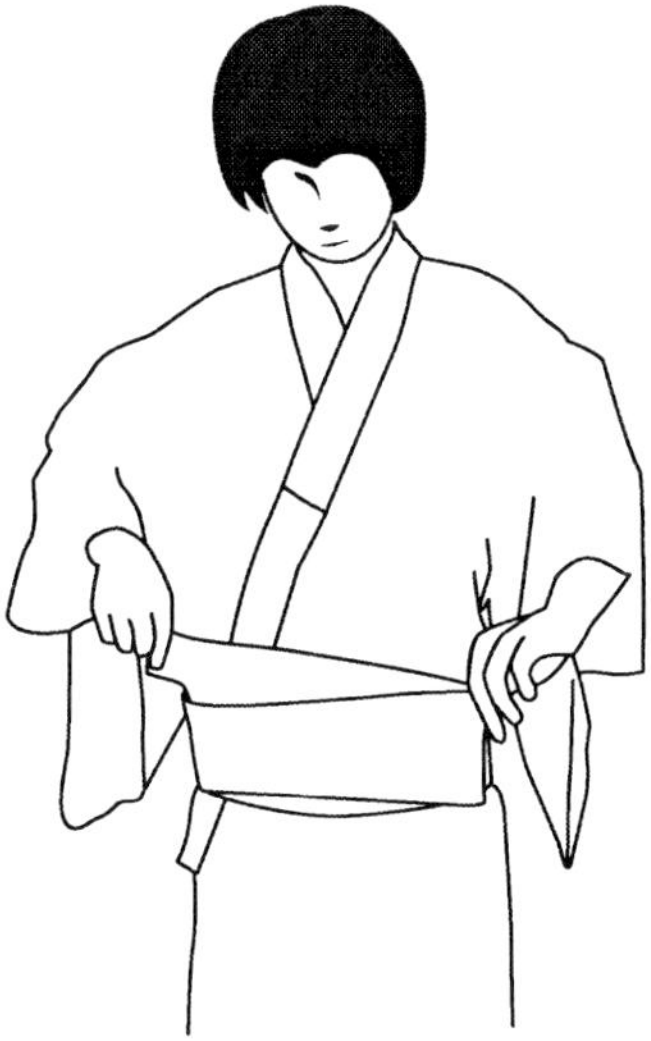

②帯幅を広げ腰にしっかりとぐるぐる三度巻きます。左右の腰骨の上でしっかりひきしめます。

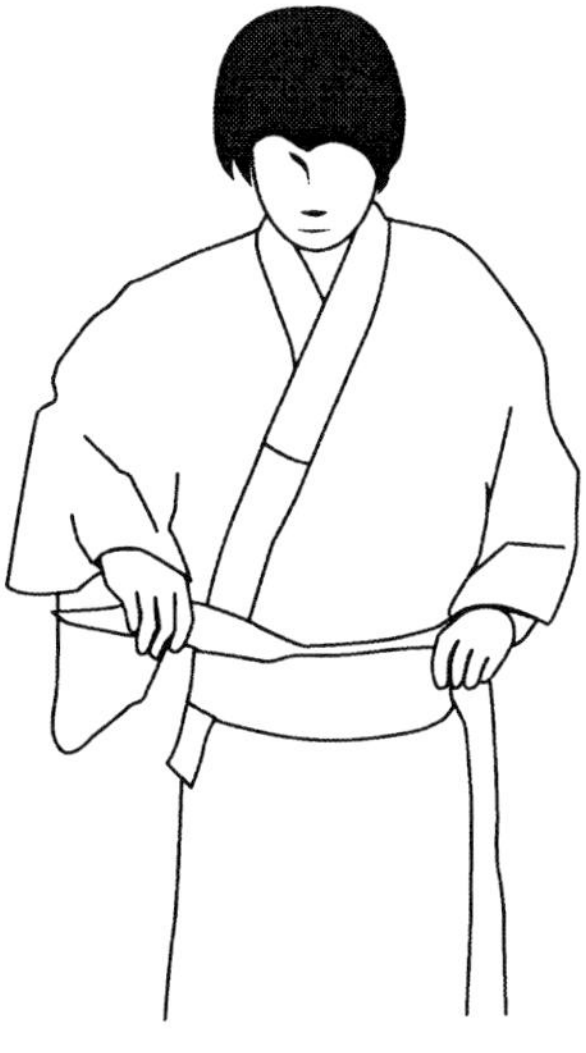

③垂れ先は手の長さ（二十五センチ）より少し長く取り、残りの垂れ先を内側に折返し、見えないように整えます。

④手、垂れと胴に巻いた帯がずれないようにしっかり締めます。

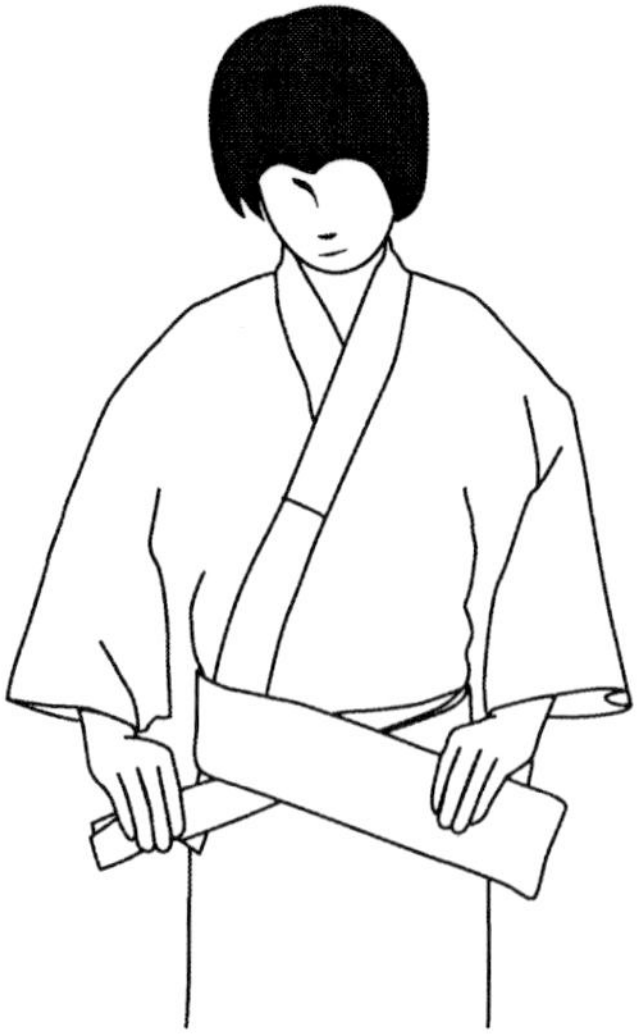

⑤手先が下、垂れが上にくるよう重ねて、前中心で交差します。

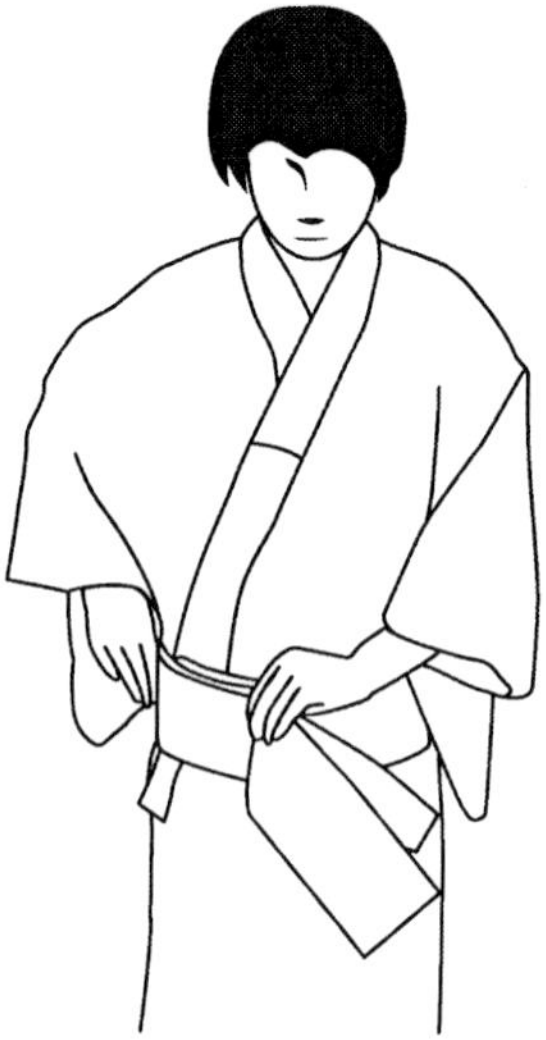

⑥垂れが上になるように一結びをします。

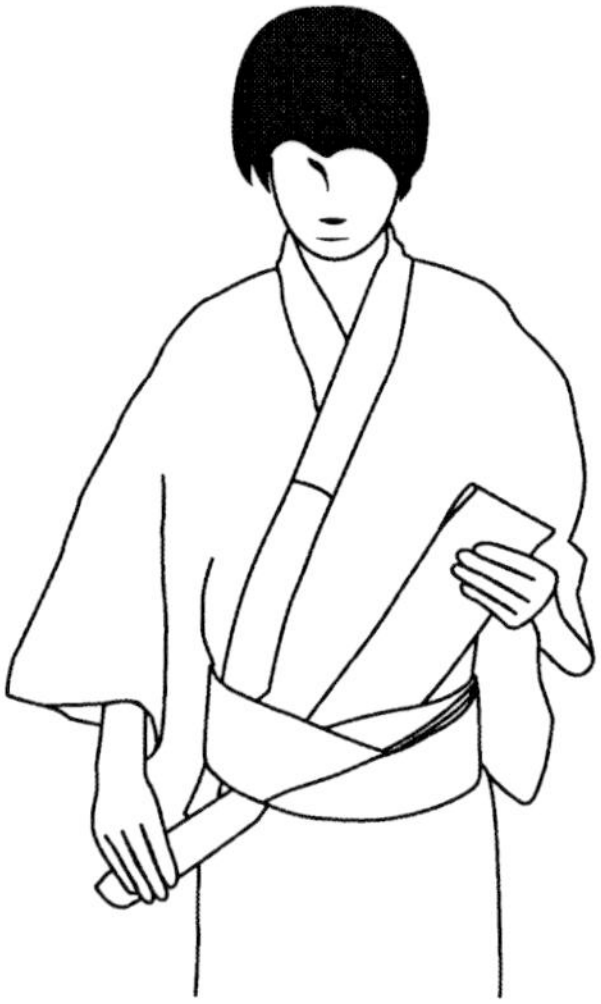

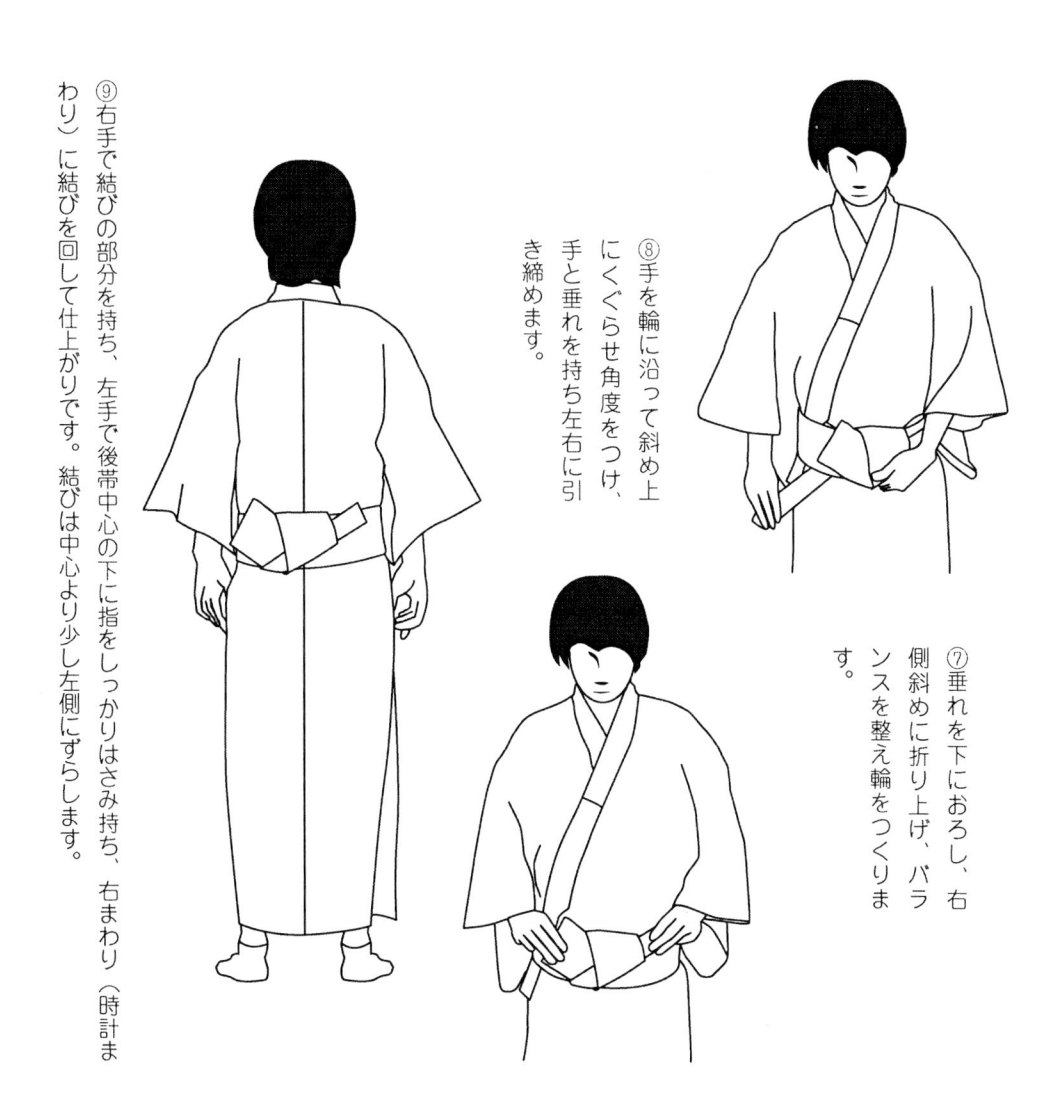

⑦垂れを下におろし、右側斜めに折り上げ、バランスを整え輪をつくります。

⑧手を輪に沿って斜め上にくぐらせ角度をつけ、手と垂れを持ち左右に引き締めます。

⑨右手で結びの部分を持ち、左手で後帯中心の下に指をしっかりはさみ持ち、右まわり（時計まわり）に結びを回して仕上がりです。結びは中心より少し左側にずらします。

次に女性の着付けについて説明します。

あらかじめ、小物類を周りに用意しておくのは男性の場合と変わりません。足袋を先に履いておくのも同じです。

女性の着付けの場合、男性と大きく違うのは襦袢を着るときです。首と襟をくっつける男性とは違い、必ず衣紋（えもん）を抜くように着て形を整えます。これは、首と襟の間に握りこぶし一個分のあきをとる着方です。襟足が見えて優美な感じになるのです。

着物の裾線は、畳すれすれに丈を決めます。

下前、つまり右の前身頃の上に、上前、つまり左の前身頃を重ねて体に沿うようにし、褄（つま）先は十センチぐらい上げます。腰紐は真横に真っ直ぐに締めます。

身八つ口（袖付け止まりから下の空き口）から手を入れて、お端折りをつくり、半襟の出し具合を確認して胸紐を結びます。

背中の余分なしわを両わきにもっていき、伊達締めを締め、整えます。つまり女性は二本の紐を結ぶのです。

いよいよ帯結びです。その前に胸元のたるみ、半襟の出し方、衣紋の抜き加減、背中の余分なしわの処理を確認して美しく仕上げ、帯結びに入りましょう。

女性帯結びの図を参照してください。

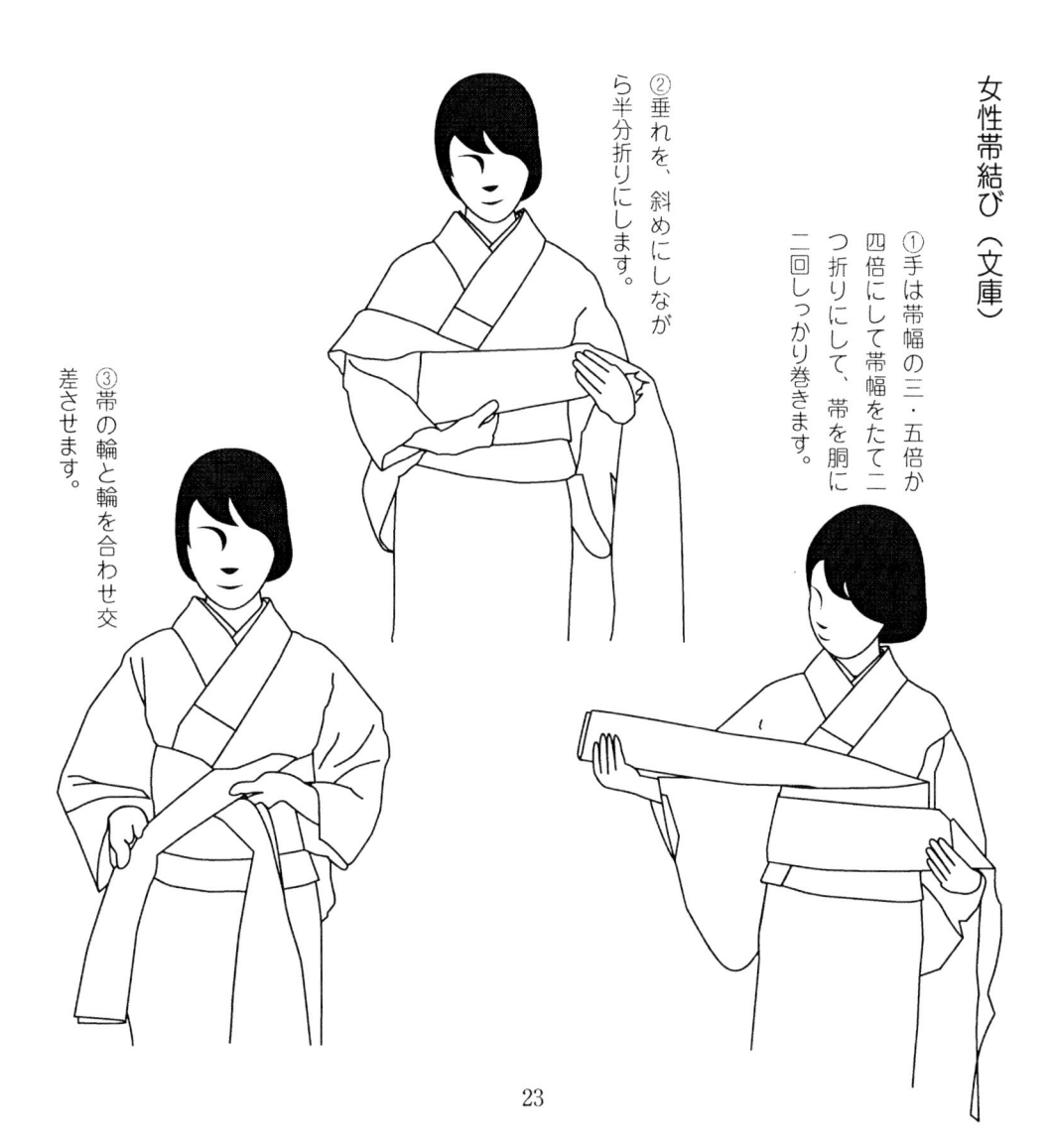

女性帯結び（文庫）

①手は帯幅の三・五倍から四倍にして帯幅をたて二つ折りにして、帯を胴に二回しっかり巻きます。

②垂れを、斜めにしながら半分折りにします。

③帯の輪と輪を合わせ交差させます。

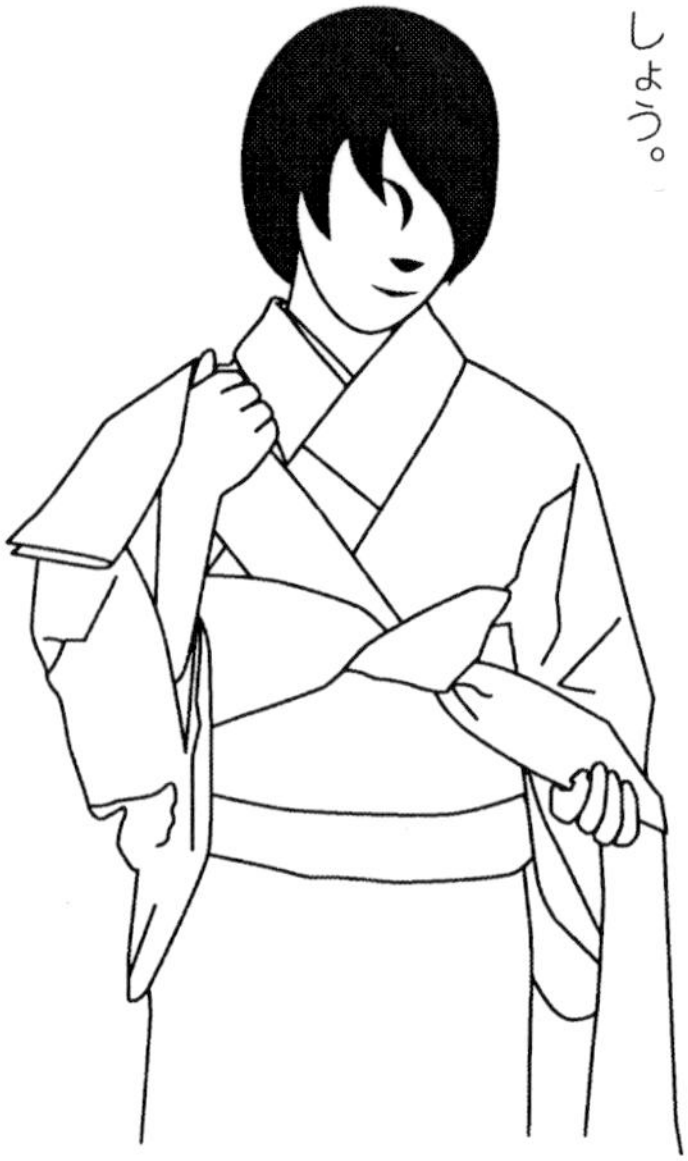

④手を垂れの下からくぐらせ、しっかりと一結びします。結んだ後、ほどけないよう立てておきましょう。

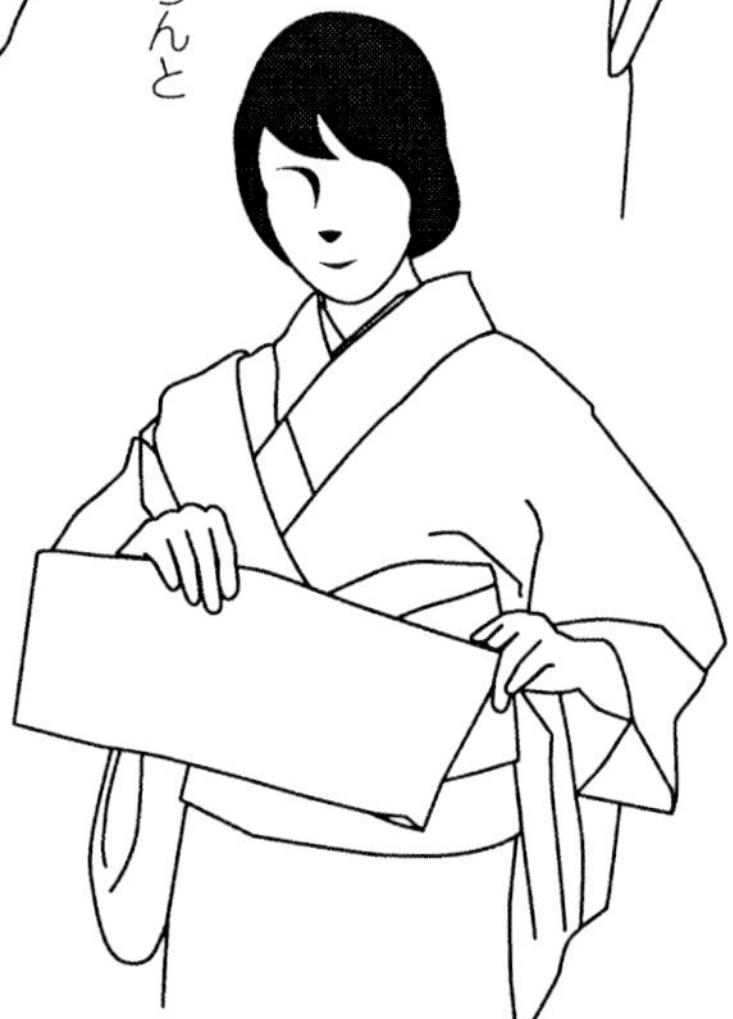

⑤羽根を肩幅より広くとり、すのこだたみにします。

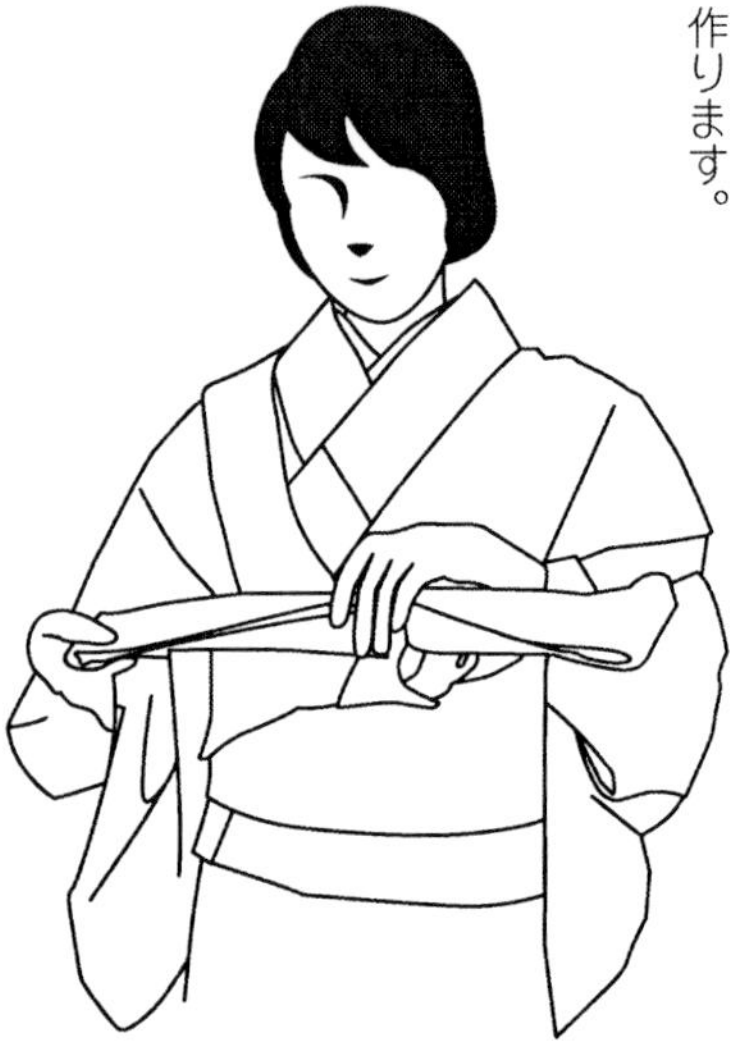

⑥指先でひとつ山ひだになるようひだをきちんと作ります。

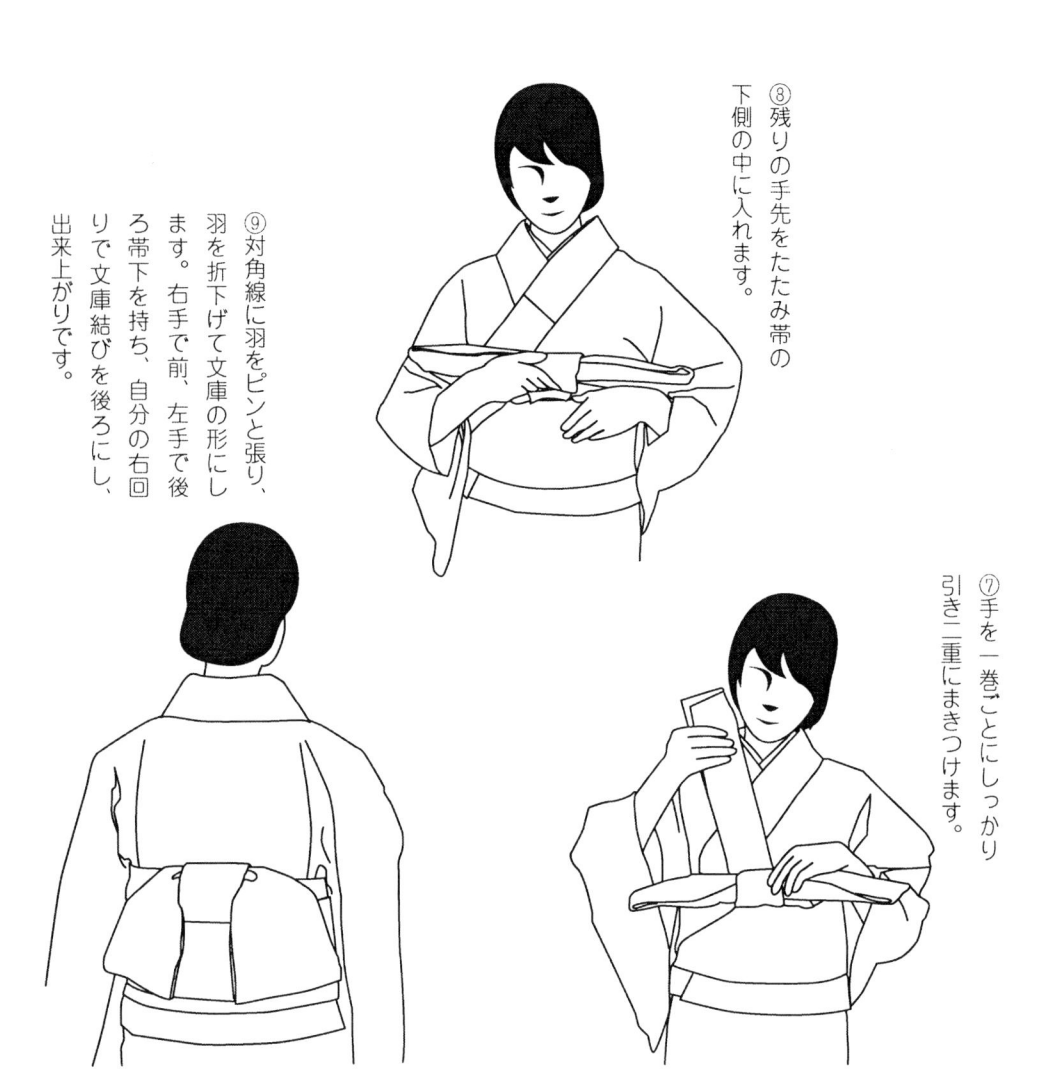

⑦手を一巻ごとにしっかり引き二重にまきつけます。

⑧残りの手先をたたみ帯の下側の中に入れます。

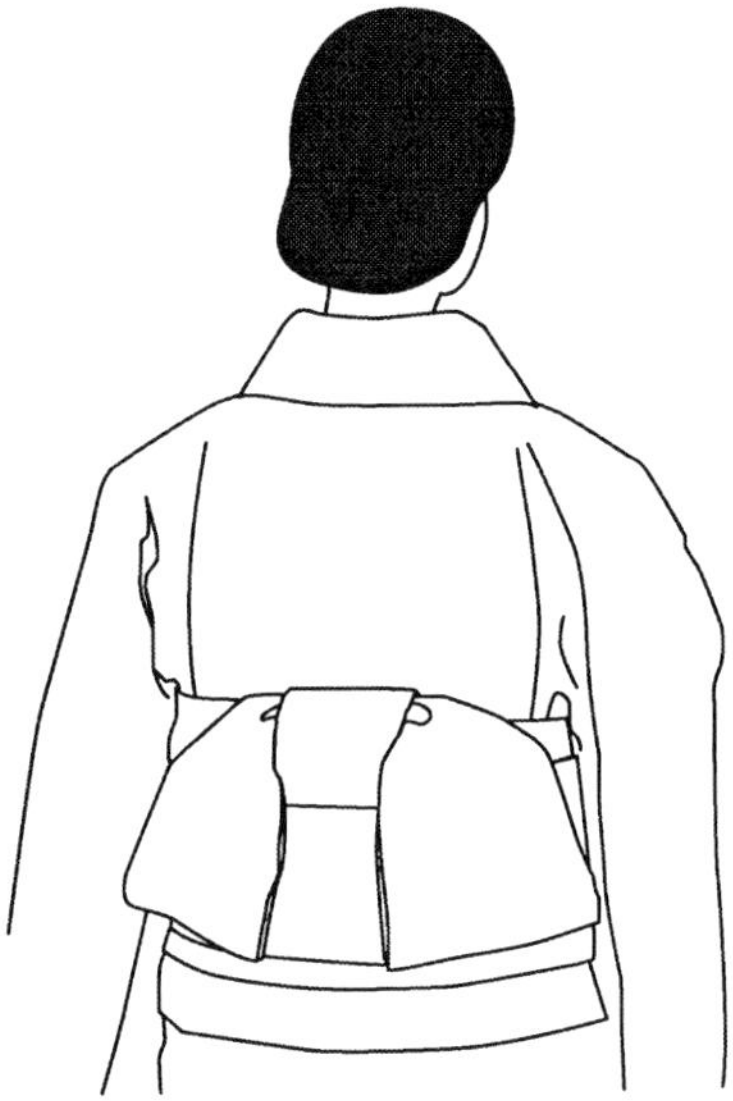

⑨対角線に羽をピンと張り、羽を折下げて文庫の形にします。右手で前、左手で後ろ帯下を持ち、自分の右回りで文庫結びを後ろにし、出来上がりです。

第六章　着物着用前後体操

着物を着る時は、正しい姿勢が大切です。どんなに高価で美しい着物でも、姿勢が悪くては着映えもしませんし立派に見えません。着用時は多くの人が振り返り、多くの人の視線を浴びます。お正月や秋祭りの日に私は、主人と和服を着て外出しますが、多くの人の視線を感じるのは、私よりむしろ主人の方です。男性の和服は、お正月でも珍しいので、電車の中でも注目されます。私は見知らぬ外国の方に一緒に写真を、と声をかけられたことが何回もあります。

着物の歴史は、平安時代にまでさかのぼります。そして色や柄を楽しむ文化が着物をより良く発展させてきました。

直線裁ちの着物は左右対称にできています。前に書きましたように骨の図も左右対称でした。もし、着る人の左肩が上がっていたりすると直線でできている着物の場合は体に合うようにはなりません。従って、自分自身が左右を均等であるよう気を配る必要があるのです。

着物は着こなしが肝心ですから、猫背でも、一方の肩が上がっていても良くないのです。立派に見えるように日頃体操などをして骨や姿勢を正常にしておきましょう。帯結びは後ろ手でする動作が多いので、予備体操が必要です。この体操は五十肩にも効果があるといわれますので、痛みがないなら腕を高く上げましょう。

着物着用の前や着物をぬいだ後に、して頂きたい体操を、二種類紹介します。

鏡を見ながら五回ずつ行ってください。

着物を着た時、良い姿勢は見映えを良くし、堂々とし、凛とした自分になるでしょう。

着物着用前後体操

1着物を着ると、手を上げる動作ができないので、着用前後に体操をしましょう。腕を上げ、上げる時に息をお腹から胸までいっぱいに吸います。五秒静止します。ゆっくり手を下ろしながら息を吐きます。それを五回繰り返します。

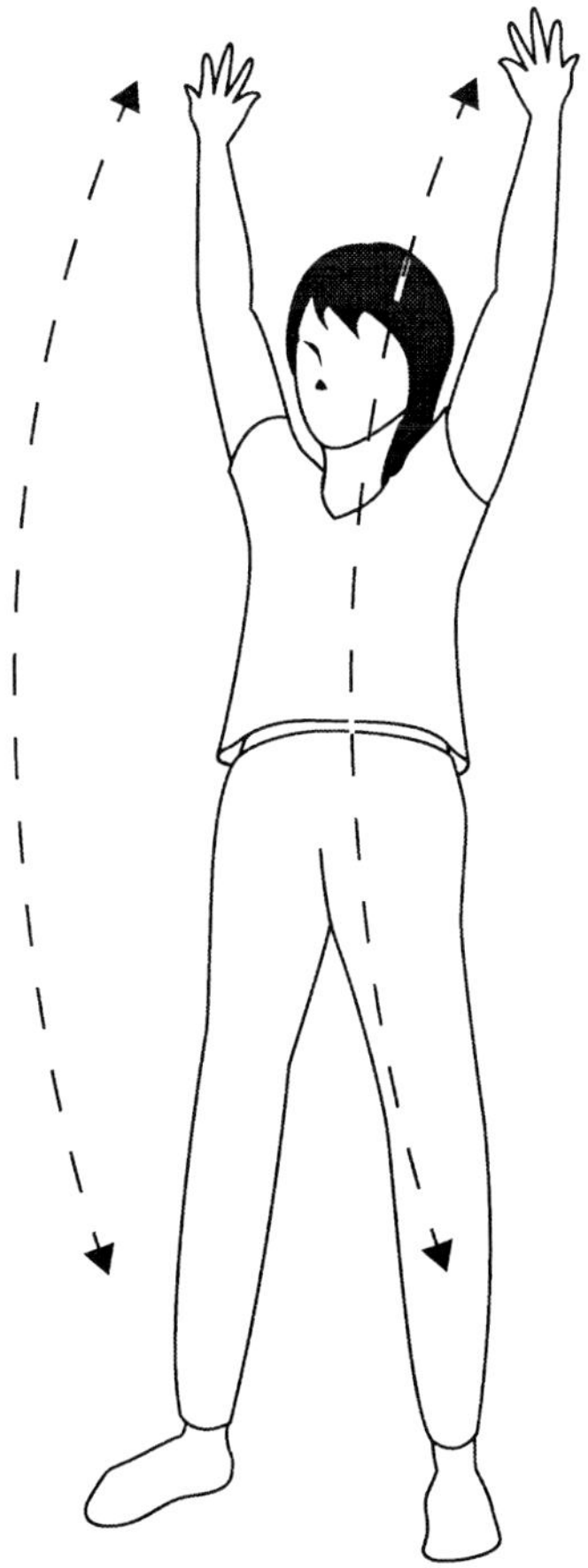

2肥満の人は後ろで手を組むことはできません。猫背を防ぎ肥満解消になる体操です。顔を上に上げ十秒静止します。腕を脱力します。1の体操で肋骨が上に上がりますので、この体操は手を上に上げやすくなっているはずです。気持ちが良いと感じるところまで五回上げます。

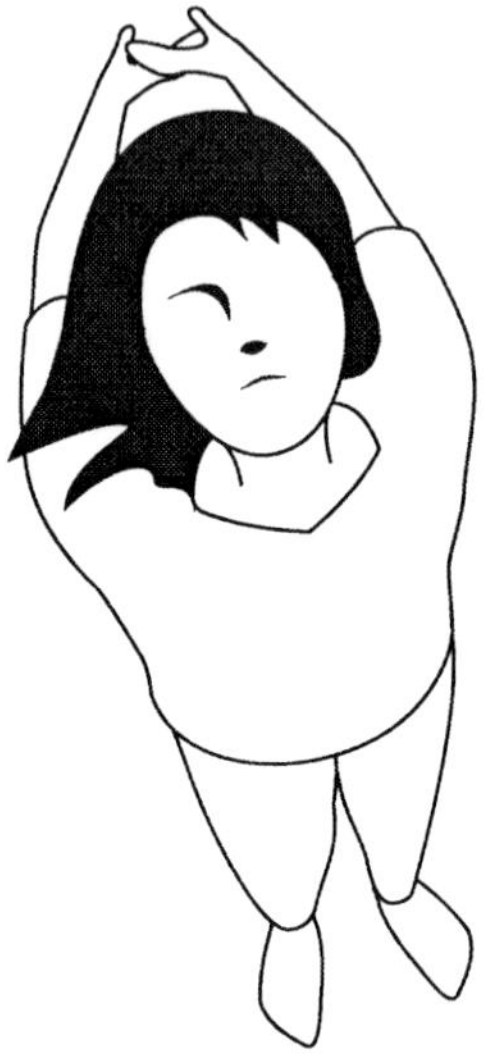

帯を締めている間は、腕を上に上げる動作や、後ろに反る動作はしません。筋力の緊張をほぐし関節をゆるめるためにも、帯を締める前と帯を解いた後に、前述の二種類の体操をすると背中が丸くなるのが防げます。また帯結びの時に、腕を後ろに上げる仕草がなめらかになります。

着物を着ることによって、男性も女性も、着上がった時の華やぎ、達成感が大変に楽しいものとなります。和の文化を大切にしながら、帯結びとその前後の体操で肥満を予防しましょう。

あとがき

お正月や、お祭りの日、それに結婚式の時など晴れがましい時に、着物をお召しになるといつもとは全く違う新鮮な気持ちになれます。機会があれば普段から自分で着付けをして、着物に親しんで頂きたいと思います。

着物は日本の伝統文化であり、さまざまな機会に着物を着ることは子供や、孫に着物の素晴らしさを伝えることになります。

外国の方には、肥満防止に着物がとても良いことを発信できます。

皆様、ぜひ着物をお召しになって、楽しく美しく、ずっとスリムな体型を維持してください。

本書を執筆するにあたって医学博士の石原結實先生のご指導を頂きました。着付けは、私が参加している着物同好会の先生に格別のご指導を頂きました。心から感謝申し上げます。

今年は善本社の創業四十周年にあたります。この区切りの年に、私にとって四冊目の本を刊行できた幸せをしみじみ味わっています。

平成二十四年二月

手塚容子（てづか ようこ）

1950年名古屋生まれ。1973年和洋女子大学卒。栄養士・中高教諭資格取得。同年㈱善本社入社、企画・自費出版担当取締役を経て、2009年代表取締役社長に就任。杉並区在住。
著書に「今出版が面白い」（日本図書館協会選定図書）など今回を含め4冊。

肥満予防に帯結び

平成二十四年四月四日印刷
平成二十四年四月五日発行

著者 手塚容子
発行者 手塚容子
印刷所 善本社事業部

〒101－0051
東京都千代田区神田神保町二－一四－一〇三
発行所 株式会社 善本社
電話 〇三－五二一三－四八三七
FAX 〇三－五二一三－四八三八

ISBN 978-4-7939-0459-2

「自費出版」のお手伝いいたします

あなたの人生は充実していますか？

人はいろいろなことを活字で読み、教えられています。

生まれて初めての教師は両親です。学校に行くようになると、教師や友人たちから多くのことを学び、影響を受けます。そして読書によって自分自身の思考力が養われます。

成長して人生のベテランと呼ばれるようになると、今度は後輩や後世の人々に、会得した知識や技術を授ける立場になります。そこでさらに新しいことへの挑戦も必要になります。大変に忙しく張りのある時期です。

そんなとき、ぜひ本を書くことをお勧めします。もちろん本を書くことを職業とする作家たちのようにはうまく書けないとしり込みする方もおられるでしょう。しかし、身近な出来事、自分の生い立ち、ニュースや読書で得た事柄への感想など、いくらでも題材はあります。それを随筆や物語あるいは詩などで表現していけば立派に本になります。そうした本を自費で出版し、目の高い人に見出される例も少なくありません。

本を書くことは楽しいものです。私どもは皆様のそんな本作りのお手伝いをいたします。手慣れた編集者が、どんな原稿でも善い本に仕上げます。それが善本社なのです。ご相談ください！